UN NOUVEAU CAS D'ACROMÉGALIE

PAR

M. le Docteur Ch. LAVIELLE,

*Médecin-Directeur de l'*Etablissement Thermal des Baignots,
à Dax (Landes),
Membre de la Société de Médecine & de Chirurgie de Bordeaux,
Membre correspondant de la Société d'Hydrologie de Paris,
Lauréat de l'Académie de Médecine
(Médaille d'Argent 1889)

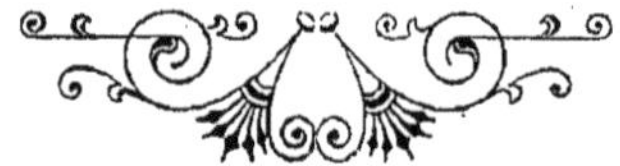

DAX
IMPRIMERIE H. LABÈQUE, 11, RUE DES CARMES
—
1894

UN NOUVEAU CAS

D'ACROMÉGALIE

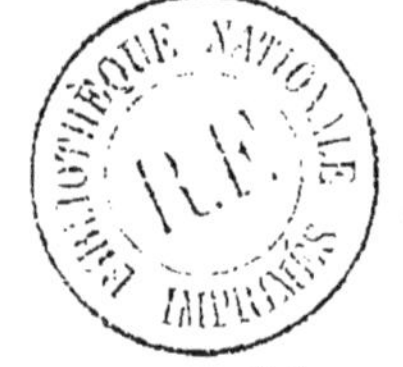

PAR

M. LE DOCTEUR CH. LAVIELLE,

*Médecin-Directeur de l'*Etablissement Thermal des Baignots,
à Dax (Landes),
Membre de la Société de Médecine & de Chirurgie de Bordeaux,
Membre correspondant de la Société d'Hydrologie de Paris,
Lauréat de l'Académie de Médecine
(Médaille d'Argent 1889)

DAX
IMPRIMERIE H. LABÈQUE, 11, RUE DES CARMES

1894

UN

NOUVEAU CAS

D'ACROMÉGALIE (1)

Un malade venu à l'*Etablissement thermal des Baignots*, de Dax, pour y soigner des douleurs rhumatoïdes, nous a fourni le sujet de cette observation qui a été rédigée par notre ami M. *Defoug*, élève à l'Ecole de Médecine militaire de Lyon.

Elle se rapporte à une maladie qui n'est connue que depuis quelques années seulement, et qui se rencontre bien rarement dans la clientèle courante ; il s'agit d'un nouveau cas d'*acromégalie*.

Malgré la rareté de cette affection, l'attention des médecins a été vivement éveillée par l'aspect si caractéristique en général des déformations dont sont atteints les malades. Aussi, bien que l'histoire de l'acromégalie ne date que de 1885 (2), époque à laquelle M. Marie, alors interne du professeur

(1) Travail envoyé par l'auteur à l'appui de sa candidature au titre de membre titulaire de la Société de Médecine et de Chirurgie de Bordeaux.

(2) Marie. De l'Acromégalie (*Rev. de Méd.*), 1886

Charcot, et actuellement agrégé à la Faculté de Médecine de Paris, la décrîvit pour la première fois dans un mémoire resté célèbre, et lui appliqua le nom qu'elle porte aujourd'hui, les travaux publiés sur cette affection sont déjà nombreux ; et, malgré la rareté relative de l'acromégalie, la littérature médicale, tant en France qu'à l'étranger, et principalement en Italie et en Allemagne, compte à l'heure actuelle une cinquantaine d'observations.

Est-ce à dire que les faits de ce genre aient, par cela même, perdu tout intérêt ?

Nous ne le pensons pas, car bien des points restent à élucider. Malgré certaines hypothèses plus ou moins plausibles, l'étiologie est encore complètement inconnue ; la thérapeutique est nulle ou à peu près. La symptomatologie elle-même, la seule partie qui soit définitivement établie, offre des variétés cliniques importantes à noter. Le diagnostic présente parfois de sérieuses difficultés, notamment avec une affection nouvellement décrite par M. le Dr Marie et par M. le professeur Bamberger : je veux parler de l'*ostéoarthropathie hypertrophiante pneumique*. Nous rappellerons enfin, qu'il s'est élevé entre certains auteurs, Erb et Gerhardt notamment et le Dr Marie, des dissentiments que celui-ci explique en soutenant que quelques-uns des cas vus par les médecins d'outre-Rhin ne sont pas probablement de l'acromégalie véritable. Aussi, tous les cas nouveaux de cette curieuse entité morbide méritent-ils d'être signalés, car de leur étude peut dépendre la solution de l'un ou de plusieurs des problèmes qui restent à résoudre.

C'est ce qui m'a engagé à publier l'observation suivante qui, du reste, présente quelques particularités intéressantes, sur lesquelles nous aurons à insister.

M. X..., âgé de quarante-deux ans, exerce la profession de charron.

Antécédents héréditaires : père mort paralytique à l'âge de soixante-six ans.

Antécédents collatéraux : a un frère qui a toujours été bien portant.

Antécédents personnels : le malade nous dit n'avoir jamais fait de maladie. Il a perdu son œil gauche vers l'âge de quinze ans, mais il ne peut fournir de renseignements précis au sujet de cette infirmité ; il nous dit seulement qu'il a perdu la vue insensiblement, sans phénomènes douloureux.

A cet âge aussi, contusion du crâne au sommet de la voûte, par une cheville de fer tombant d'une certaine hauteur, traumatisme suivi d'une perte de connaissance qui dura trois heures.

Histoire de la maladie. — La maladie a débuté à l'âge de vingt-cinq ans. Le malade avait alors une taille de 1m 65. A partir de vingt-cinq ans, il a commencé à se voûter ; ses pieds, ses mains, sa tête ont pris peu à peu un développement anormal. Progressivement, les diverses parties de son corps se sont modifiées en s'hypertrophiant, de telle sorte qu'actuellement il est complètement transformé au point de vue de ses traits, de la forme de sa tête, de son thorax et de ses membres.

Pendant ce temps, il souffrait d'une céphalalgie frontale très intense, mais discontinue, durant chaque fois un temps variable, vingt-quatre, trente-six, quarante-huit heures, pour revenir tous les huit, quinze ou même vingt jours.

Depuis l'âge de vingt-cinq ans, son œil droit est devenu myope.

Etat actuel. — Taille 1m 50. Déformation générale. Modifications du côté de certains organes.

Peau. — Jaune brunâtre, flasque, ridée à la tête, présentant de nombreux grains de *molluscum pendulum*, quelques-uns à la face, un grand nombre sur le dos.

Les poils sont relativement rares ; ils sont gros et rudes, tombent, s'arrachent très facilement ; de même pour les cheveux.

Mains. — Hypertrophies camardes, ayant la forme de battoirs ; les plis de la peau y sont fortement accentués, ils sont même énormes ; la face palmaire a un aspect capitonné. L'éminence hypothénar est considérablement augmentée de volume. Le tissu cellulaire sous-cutané est très développé. A la face dorsale, la peau a un aspect à peu près normal. Les saillies des tendons extenseurs y sont fort nettes ; le tissu cellulaire sous-cutané n'y semble guère modifié.

Les muscles de la main sont atrophiés. Les métacarpiens sont hypertrophiés, principalement au niveau de leur extrémité inférieure ; on peut très facilement les palper avec la flaccidité caractéristique de tous ces tissus.

Largeur de la main au niveau des articulations métacarpo-phalangiennes à la face palmaire.	12 cent.
Longueur prise du milieu de l'articulation radio-carpienne au sommet du médius.	21 —

Doigts. — Ils sont un peu plus longs, mais leur largeur est surtout exagérée. Les têtes articulaires des trois phalanges sont nettement hypertrophiées, principalement les têtes qui forment l'articulation phalango-phalanginienne.

Tour du pouce au niveau de l'articulation des deux premières phalanges. .	10 cent.
Tour de l'index	9,50
Tour du médius	9,50
Tour de l'annulaire	8,50
Tour du petit doigt	8
Tour du pouce au niveau de la partie médiane de la première phalange . .	8
Tour de l'index	8,50
Tour du médius	8
Tour de l'annulaire	7,50
Tour du petit doigt	7

Ongles. — Relativement petits, ramollis, striés longitudinalement, tendant à se relever sur leur bord libre.

Poignet. — Son volume est exagéré par hypertrophie des extrémités articulaires du radius et du cubitus. Sa circonférence au niveau des apophyses styloïdes est de 21c 5.

Avant-bras et Bras. — Extrémités osseuses augmentées de volume.

Tour au niveau de l'articulation radio-humérale	28 cent.
Circonférence de la partie médiane du bras	26 —

Pied — Enorme. Hypertrophie dans toutes ses dimensions et dans tous ses tissus ; une exception est à faire pourtant pour les muscles, qui sont atrophiés.

La peau est épaissie, mais c'est surtout le tissu cellulaire sous-cutané qui est fort développé, principalement au niveau du talon et sur le bord externe du pied, où il forme un énorme bourrelet.

Le squelette du pied est augmenté de volume ; l'hypertrophie des têtes antérieures des métacarpiens est caractéristique. Les tubercules du calcanéum sont fort saillants. La mollesse des différents tissus permet de palper avec facilité les os du pied.

Tour du pied passant par le talon et le coup-de-pied	39 cent.
Tour au niveau de l'articulation de Lisfranc	31
Tour au niveau du milieu des corps des métatarsiens	29
Longueur du pied depuis le talon au sommet du deuxième orteil . . .	30
Largeur de la face plantaire (prise au milieu du pied).	11
Longueur de la face plantaire (au niveau des articulations métatarso-phalangiennes.	12c 50
Longueur de la face plantaire (en avant du talon	10
Largeur du talon.	9

Orteils. — Caractéristiques. Leur pulpe est énorme, surtout celle du gros.

Tour du gros orteil	13 cent.

Ongles. — Fort petits, ayant les mêmes caractères qu'à la main.

Jambes. — Epaississement des malléoles.

Tour de la jambe au niveau des malléoles	29c 50

Varices nombreuses, surtout à la jambe droite.

Rotule. — Augmentée de volume dans les deux sens. Elle est recouverte par un gros paquet de tissu cellulaire. Les condyles fémoraux sont hypertrophiés, de même que l'extrémité supérieure du tibia et le grand trochanter.

Extrémité céphalique. — Crâne asymétrique, surélevé à droite. La ligne courbe occipitale supérieure proémine d'une façon anormale. Dépression longitudinale sur la partie médiane du crâne, coïncidant avec une ride profonde de la peau.

Bosses frontales remontées ; rebord orbitaire supérieur fort saillant.

La face est également asymétrique, plus large à droite qu'à gauche. Les arcades zygomatiques sont très épaisses et élargies ; elles sont déjetées en dehors. Entre la saillie zygomatique et le nez, on voit une dépression plus prononcée à droite qu'à gauche.

Le nez est agrandi dans toutes ses dimensions, principalement en longueur.

Le *maxillaire supérieur* semble en retard sur les autres os de la face au point de vue du développement ; il est relativement moins augmenté de volume.

Le *maxillaire inférieur* est exagéré dans toutes ses dimensions ; les angles en sont fort accentués. Le fer à cheval antérieur a allongé sa courbure ; il est devenu anguleux.

Les *dents* sont écartées les unes des autres.

Tour de tête	63 cent.
Largeur prise de la racine du nez à la pointe du menton	26
Largeur prise du lobule de l'oreille à la symphyse du menton. . , ...	15
Diamètre occipito-mentonnier	28

L'*oreille* est grande, anguleuse en haut ; ses cartilages sont durcis, épaissis, et ont perdu leur souplesse.

Largeur de l'oreille	8 cent.

Thorax. — Considérablement déformé, surtout dans sa partie moyenne.

Le sternum est large. Le manubrium est incliné en dedans, et forme avec le sternum un angle saillant en avant ; au niveau de l'articulation manubrio-sternale, épaississement considérable des extrémités osseuses.

L'appendice xyphoïde est incliné aussi en dedans ; il forme avec le sternum un angle saillant en avant. Les deuxième, troisième, quatrième, cinquième et sixième côtes sont très hypertrophiées ; la troisième est énorme. Les cartilages intercostaux ont pris des dimensions considérables ; les fausses côtes ont leur épaisseur normale.

Le côté droit du thorax forme une voussure plus prononcée qu'à gauche ; l'hypertrophie y est plus exagérée, si bien que l'épaule droite est remontée.

La colonne vertébrale est modifiée dans ses courbures.

La colonne dorsale présente une courbure très accentuée à convexité dirigée en arrière.

La colonne cervicale, de concave en arrière, est devenue droite. La tête se trouve ainsi portée en avant et repose sur le sternum.

La colonne dorsale présente, en outre, une scoliose à droite.

Périmètre thoracique . . . . 109 cent.

Le bassin est augmenté de volume dans toutes ses dimensions.

Contour du bassin passant par les trochanters . . . . 101 cent.
Contour au niveau de la ceinture . . . 100

Système nerveux. — Céphalalgie frontale intense, discontinue ; revient moins souvent qu'au début de la maladie.

Le malade est intelligent, porté à la rêvasserie. Plutôt triste que gai.

Sensibilités tactile, au froid et au chaud, à la douleur, conservées.

Organes des sens. — Vue : œil droit atteint de myopie moyenne. Œil gauche complètement perdu. Les dimensions sont fort réduites ; cornée opacifiée ; acuité nulle ; pas de phosphènes. Odorat et goût conservés. Tact et ouïe normaux.

Système circulatoire. — Le cœur occupe sa place normale. La pointe bat dans le cinquième espace intercostal sur le bord inférieur de la cinquième côte.

Système circulatoire. — Intact

Larynx dur au toucher ; ses cartilages sont épaissis et très durs. Voix forte et basse.

Le foie est logé dans la voussure que le thorax forme à droite, voussure dirigée en arrière et en dehors. Aussi, peut-on très facilement passer la main sous les fausses côtes et toucher le foie qui est en arrière, ceci lorsque le malade est couché, et grâce à la grande flaccidité de la peau et des muscles de l'abdomen.

Appareil digestif. — Rien d'anormal à la vue et au toucher.

L'estomac est cependant légèrement dilaté.

Le malade a un grand appétit.

Comme on vient de le voir, l'étiologie de l'affection est ici tout aussi obscure que dans les autres cas d'acromégalie antérieurement publiés. Point d'antécédents héréditaires ; le début remonte à l'âge de vingt-cinq ans, au dire du malade, mais remarquons bien qu'à l'âge de quinze ans il a perdu l'œil gauche. Or, les auteurs qui se sont occupés de l'acromégalie ont signalé dans cette affection la fréquence des troubles visuels précoces, dus vraisemblablement à l'hypertrophie du corps pituitaire, qui vient comprimer les nerfs optiques.

Notre malade appartient au sexe masculin ; mais cette question de sexe n'a aucune importance, suivant les remarques concluantes du Dr Marie.

Pas de trace de syphilis ni de froid humide dans les commémoratifs.

Les causes invoquées par certains auteurs sont

tout à fait banales et ne sont pas susceptibles d'être généralisées.

Dans les antécédents, on note cependant un père paralytique et un traumatisme crânien ; cela suffit-il pour donner au mal une origine nerveuse ? Certes, il y a quelques années seulement, on avait une tendance marquée à invoquer des perturbations des centres nerveux quand on se trouvait en présence de lésions trophiques multiples et systématiques. Ces vues n'étaient d'ailleurs pas entièrement théoriques, car les troubles trophiques de l'ataxie locomotrice, de l'atrophie musculaire progressive, de la syringomyélie, etc., sont fréquents et incontestablement liés à des altérations des centres nerveux plus ou moins systématisées.

Mais les autopsies d'acromégaliques n'ont guère justifié jusqu'ici les idées qui rattacheraient l'origine de la maladie à une affection primitive ou secondaire des centres nerveux. Le plus souvent, on n'a rien trouvé ni du côté du cerveau ni du côté de la moelle ; on a constaté seulement dans certains cas une énorme hypertrophie du système lymphatique. Il est vrai que le Dr Waldo (1) a rapporté, à la *Bristol medico-chirurgical Society*, un cas où l'on retrouva à l'autopsie une cavité ovale d'un centimètre de diamètre à l'extrémité postérieure de l'hémisphère droit ; une seconde cavité plus petite à la partie postérieure de la seconde circonvolution temporo-sphénoïdale ; enfin deux autres encore, moins profondes, dans la partie antérieure de chacun des lobes du cervelet.

(1) Waldo. *British medical Journal*, mars 1890, p. 662.

Ce qui ôte de leur valeur à ces lésions, c'est qu'elles n'étaient pas systématiquement localisées ; qu'elles étaient récentes, et qu'enfin elles paraissaient dûes à des embolies, le cœur étant hypertrophié et atteint de rétrécissement aortique.

D'ailleurs, à l'heure actuelle, on connaît des troubles trophiques, symétriques et multiples dont l'origine paraît être toute autre que nerveuse.

Dans la *Revue de Médecine* de janvier 1890, M. le Dr Marie, le père de l'acromégalie, publiait un mémoire très intéressant sur une affection nouvelle qui simule, jusqu'à un certain point, l'acromégalie, et à laquelle il a donné le nom d'*ostéo-arthropathie hypertrophiante d'origine pneumique.*

Cette affection nouvelle a d'ailleurs fait le sujet d'une excellente thèse inaugurale, soutenue par le Dr Lefebvre, ex-interne des hôpitaux de Paris.

Or, voici comment le Dr Marie comprend dans cette affection la productiou et le développement des troubles trophiques : « Il semble vraisemblable, dit-il, « que sous l'influence de microorganismes, la pro- « duction au niveau des lésions de l'appareil respi- « ratoire de substances purulentes ou fermentées, « passant ensuite dans la circulation, exerce une « action élective sur certaines parties des os et des « articulations, pour déterminer les lésions de « l'*ostéo-arthropathie hypertrophiante.* »

C'est de la même façon qu'on tend de plus en plus aujourd'hui à expliquer le renflement en baguette de tambour des doigts des phtisiques, et même, en précisant davantage et utilisant les découvertes les plus récentes de la biologie microbienne, on admet que les ptomaïnes, sécrétions des microbes, transportées par la circulation, sont susceptibles de troubler la nutrition de tel ou tel système de tissus, et en particulier, dans le cas actuel, du système osseux et du système conjonctif proprement dit.

Mais notre malade n'a aucune affection respiratoire ou intestinale qui puisse nous faire penser à un mécanisme pathogénique analogue.

S'appuyant sur la persistance du thymus chez la plupart des acromégaliques connus jusqu'ici, Klebs admettait une corrélation intime entre ces deux ordres de faits. Au premier abord, cette hypothèse semble séduisante, surtout quand on se souvient des troubles nutritifs engendrés par la suppression du corps thyroïde, et auxquels on a donné le corps de *myxœdème*. Il y a même une sorte de parenté plus apparente que réelle entre le myxœdème et l'acromégalie.

Malheureusement pour l'hypothése de Klebs, la persistance du thymus n'est pas un fait constant. Peut-être le corps pituitaire pourrait-il remplacer, dans le cas qui nous occupe, le thymus comme cause pathogénique ; mais les fonctions du corps pituitaire sont trop peu connues pour qu'on puisse essayer de l'établir comme base à une théorie quelconque. Constatons seulement que chez notre malade l'hypertrophie du corps pituitaire semble remonter beaucoup plus loin qu'il ne le dit, et c'est le seul facteur étiologique un peu important que nous ayons pu relever.

D'aprés le Dr Marie, cette coïncidence est très fréquemment constatée, soit à l'autopsie, soit pendant la vie du malade, grâce à l'existence de troubles oculaires variés dont l'évolution est généralement très-lente.

D'un autre côté, faut-il admettre avec Freund, que 'acromégalie n'est que la continuation de l'accroissement physiologique plus ou moins troublé dans son système normal ? Je ne le pense pas, puisque dans quelques cas l'acromégalie a débuté dans l'enfance et, dans d'autres cas, dans l'âge mûr, où le développement est terminé depuis longtemps.

Faut-il incriminer la lèpre qui donne parfois lieu à des troubles trophiques? La question est actuellement à l'ordre du jour et les récentes communications du Dr Zambaco-Pacha sur l'identité de la lèpre d'Orient et du panaris analgésique de Morvan d'une part, les études nouvelles sur les dystrophies de nos cagots pyrénéens d'autre part, ouvrent peut-être une voie nouvelle à l'étiologie de l'acromégalie, bien que, dans les antécédents héréditaires du malade, nous n'ayons rien relevé de bien net sous ce rapport.

La maladie dont il est atteint est bien l'acromégalie, malgré quelques nuances que nous relèverons bientôt et qui caractérisent notre observation.

Le malade rentre, en effet, dans le type normal, si l'on considère, non seulement les altérations des extrémités, mais surtout celles de la tête et du thorax.

Dans une leçon faite, en 1888, à la Salpétrière, M. le Dr Marie décrivait ainsi les modifications de l'extrémité céphalique :

« Pour ce qui est de l'extrémité céphalique, il « convient d'y considérer ses deux régions crânien- « nes et faciales dont la dernière est la plus atteinte. « Le crâne offre une augmentation spéciale de sa

« circonférence dûe à ce que la cavité des sinus ou « des espaces compris entre les deux tables « osseuses est agrandie. On constate, de plus, « l'exagération des différentes saillies apophysaires « des sutures et même des empreintes musculaires. « Quant à la face, le frontal est bas, les yeux gros « au point parfois d'avoir permis la confusion entre « le goître exophtalmique ; souvent, les paupières « sont longues et épaisses. Constamment, le nez est « exagéré suivant tous ses diamètres, longueur, « largeur, projection en avant ; les narines et la « sous-cloison participent à cette augmentation. Les « pommettes sont en général assez saillantes, non « en raison de l'exagération des os malaires, comme « je l'avais pensé tout d'abord, mais par le fait de « la dilatation de l'antre d'Higmore. La bouche est « remarquable par la dilatation excessive de la lèvre « inférieure qui, et c'est là le caractère constant, est « renversée en bas et en dehors ; la lèvre supérieure, « elle, reste normale. La langue présente un volume « énorme ; elle est large, épaisse, mais pas très « longue... Je tiens, en outre, à attirer plus particu- « lièrement votre attention sur la saillie du maxillaire « inférieur qui détermine un prognathisme très « accentué. En raison de l'état de cet os, les dents « ne se correspondent plus. »

Or, si nous considérons l'observation de notre malade, nous voyons que le crâne a perdu son aspect normal, que la ligne courbe occipitale supérieure est très saillante, ainsi que les bosses frontales et les arcades orbitaires.

La face est très asymétrique, plus large à droite qu'à gauche ; les arcades zygomatiques sont hypertrophiées et déjetées en dehors. Le nez est agrandi dans toutes ses dimensions, principalement en largeur ; le maxillaire inférieur est très développé et ses angles très accentués, comme chez la plupart des acromégaliques. Le sternum, large, est très saillant en avant et il présente une *cyphose cervicale inférieure et dorsale supérieure,* comme chez les malades décrits par le Dr Marie.

Rien donc de bien spécial à noter du côté de la tête et du thorax, sauf cependant l'asymétrie des lésions beaucoup plus prononcées d'un côté que de l'autre.

Du côté des mains et des pieds, l'aspect des altérations trophiques ressemble en gros à ce qu'a décrit le Dr Marie dans son premier mémoire, altérations qui ont été précisées, avec un nombre relativement considérable d'observations, par M. le Dr de Souza-Leite, dans sa thèse inaugurale. (1)

Les mains, énormément élargies, méritent parfaitement le nom de *mains en battoir*, mais tous les traits du tableau morbide ne demeurent pas absolument constants.

« Ordinairement, dit M. Marie, la motilité est in-« demne, parfois même exagérée, les muscles pos-« sédant une vigueur exceptionnelle. »

Il est vrai qu'il a soin d'ajouter : « D'autres fois, il « n'en est pas ainsi ; les masses musculaires sont « flasques, peu résistantes et paraissent atteintes « d'atrophies. »

Cette exception à la règle posée plus haut se remarque également chez notre malade. On cons-

(1) De Souza-Leite. *L'Acromégalie.* Paris, 1890.

tate, chez lui, que les muscles de la main sont atrophiés ; c'est l'éminence hypothénar qui constitue la saillie la plus marquée.

Bien que l'augmentation de volume des doigts se soit produite principalement dans le sens de la longueur, leur largeur est également augmentée. On note l'hypertrophie classique, dirons-nous, des métacarpiens ; mais celle-ci surtout marquée au niveau de l'extrémité inférieure.

M. le Dr Marie a insisté sur ce point que l'hypertrophie porte, en somme, exclusivement sur la main, respectant le poignet, l'avant-bras et le bras. Ce n'est pas tout à fait le cas chez notre malade. On remarque, au contraire, chez lui, une particularité qui le rapproche de la *maladie de Paget* et surtout de l'*ostéo-arthropathie hypertrophiante pneumique*.

En effet, chez lui, le volume des poignets est exagéré par *hypertrophie des extrémités articulaires inférieures du radius et du cubitus*.

Ils mesurent 21c 50 au niveau des apophyses styloïdes, c'est-à-dire que les extrémités osseuses de l'avant-bras sont manifestement augmentées de volume.

Les pieds ressemblent bien à ceux d'un acromégalique, avec cette particularité déjà notée pour les mains que les muscles sont légèrement atrophiés. Les métatarsiens sont très épaissis, principalement au niveau de leurs têtes antérieures ; les apophyses du calcanéum sont très saillantes ; les orteils sont caractérisés tant par la forme de leurs ongles que par le développement exagéré de leur pulpe.

Mais ici encore l'hypertrophie a dépassé le pied et on constate, comme d'ailleurs le Dr Marie l'a signalé, non seulement une saillie notable de la rotule, mais encore un élargissement du plateau tibial et une hypertrophie des grands trochanters fémoraux.

Les acromégaliques ont une santé générale assez bonne ; c'est ce qu'on observe chez notre malade qui ne se plaint que de céphalalgies gravatives fort pénibles, survenant par accès et dues probablement à l'hypertrophie du corps pituaire.

La marche est essentiellement chronique et rebelle, et c'est ce que nous avons pu constater chez le malade. Tous les traitements ont échoué ; par conséquent le pronostic est très défavorable.

Il importe alors de faire un diagnostic exact qui permettra d'être fixé sur l'avenir des lésions que l'on a sous les yeux.

Le diagnostic a été fort bien exposé par M. le Dr Marie dans un mémoire initial, et par M. le Dr de Souza-Leite dans sa thèse de 1890.

On nous permettra d'y revenir, surtout parce que dans ces deux dernières années on a séparé du groupe aussi vaste que confus des ostéo-arthropathies chroniques, des types morbides qui prêtent, jusqu'à un certain point, à la confusion avec l'acromégalie.

Nous faisons allusion surtout à l'ostéo-arthropathie *hypertrophiante d'origine pneumique*, décrite dans le mois de janvier 1890 par M. Marie (1), et étudiée en détails par le Dr Lefebvre (2) l'année suivante.

(1) Marie. De l'ostéo-arthropathie hypertrophiante pneumique. (*Rev. de Méd.*, janv. 1890.)

(2) Lefebvre. *Des déformations ostéo-articulaires consécutives à des maladies de l'appareil pleuro-pulmonaire*. Th. de Paris, 1891.

Les deux états pathologiques diffèrent par leur nature et leurs manifestations.

L'acromégalie se montre, comme chez notre malade, avec un caractère de spontanéité qui en fait une entité morbide autonome, tandis que l'*ostéo-arthropathie* est précédée d'une affection pulmonaire antécédente.

Chez l'acromégalique, l'extrémité céphalique, le nez, le maxillaire inférieur ont un développement excessif avec hypertrophie, non seulement des os, mais encore des parties molles; tandis que dans l'ostéo-arthropathie pneumique, les parties dont nous venons de parler sont simplement exagérées, et il n'existe pas, en particulier, de défaut d'adaptation des deux arcades dentaires.

Dans l'ostéo-arthropathie, on n'observe pas l'élargissement et la déformation du sternum comme chez notre malade, et très souvent chez tous les acromégaliques.

Chez ceux-ci, la modification de courbure intéresse toujours la région cervico-dorsale et la colonne vertébrale, de telle sorte que la tête paraît penchée en avant et enfoncée entre les épaules. Dans l'ostéo-arthropathie, cette déviation n'existe pas, ou bien elle a son siège dans la région dorso-lombaire.

Les déformations des mains et des doigts nous semblent moins faciles à bien distinguer dans les deux affections, quoi qu'en disent les Drs Marie et Lefebvre.

« Dans l'acromégalie, les mains proprement dites « seules sont augmentées de volume, tandis que « dans l'ostéo-arthropathie hypertrophiante l'accrois-

« sement porte aussi sur les extrémites inférieures « des os de l'avant-bras. »

Or, nous venons de voir que notre malade, à ce point de vue, pourrait être regardé comme atteint d'ostéo-arthropathie hypertrophiante.

Ce caractère n'est donc pas aussi différentiel qu'on a voulu le dire.

Les doigts des acromégaliques sont gros et cylindriques, tandis que ceux des ostéo-arthropathiques sont renflés en baguette de tambour. L'inspection des empreintes pourrait, au premier abord, induire en erreur; mais le renflement latéral que présentent les dernières phalanges est dû à l'étalement mécanique des parties molles hypertrophiées. La vue des deux mains montre, au contraire, nettement cette forme de tambour.

Chez les acromégaliques, les ongles sont petits, striés, et n'ont pas une tendance à envahir et à recouvrir les parties molles et à prendre la forme d'un verre de montre ou d'un bec de perroquet. Il y a donc, comme chez notre malade, un léger arrêt de développement de l'ongle qui est flexible et ramolli, comme dans un certain nombre d'observations.

Nous n'insisterons pas sur l'hypertrophie de la peau; nous ferons remarquer néanmoins que notre malade, comme presque tous les acromégaliques, présente de nombreux grains de *molluscum pendulum*; c'est un petit fait qui, en raison de sa constance, mérite d'être signalé.

On a l'habitude de faire le diagnostic de l'acromégalie avec la *maladie de Paget*, le *myxœdème*, le *rhumatisme chroniqae*, les *altérations tuberculeuses et syphilitiques de la main.* Mais nous croyons que le seul diagnostic délicat, c'est celui que nous venons de faire, car les autres ne présentent aucune difficulté.

La *maladie de Paget* se caractérise non seulement par l'hypertrophie, mais encore par une incurvation notable des os du squelette. Les fémurs et les tibias se courbent en avant ; par suite, les genoux et les pieds s'écartent les uns des autres et parfois les jambes sont croisées en forme d'X. Les côtes étant soudées, la respiration est presque exclusivement diaphragmatique ; la taille est diminuée, l'ensemble général simiesque. le crâne est volumineux, mais la face reste normale.

Le *myxœdème* est facile à distinguer de l'acromégalie, car l'analogie des deux affections est tout à fait grossière. La main est bouffie, mais non hypertrophée dans son squelette ; il en est de même pour le pied. Le ventre est la partie la plus saillante du corps et non le thorax comme chez l'acromégalique. En outre, pas de cyphose ; les traits sont empâtés, mais n'ont rien de l'aspect si particulier des malades qui nous occupent.

Dans le *rhumatisme chronique,* il peut y avoir déformation assez notable des doigts et de quelques jointures, mais la main n'est pas hypertrophiée dans son ensemble. Il y a des poussées douloureuses caractéristiques et, comme reliquat des inflammations précédentes, on trouve des craquements articulaires caractéristiques. D'ailleurs la tête et le thorax ne sont point déformés, et l'attitude des doigts est tout autre.

Nous ne dirons rien des *altérations tuberculeuses* et *syphilitiques* de la main et du pied. Ces lésions ne sont pas diffuses et symétriques et leur aspect diffère complètement de celles de l'acromégalie. Un simple coup d'œil permettra d'éviter toute confusion.

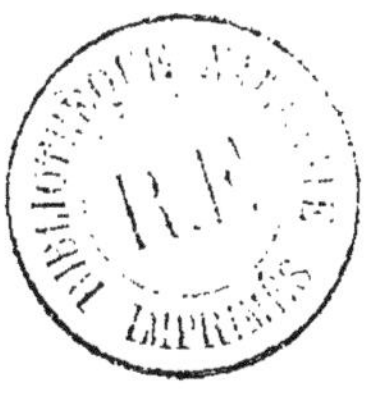

Dax. — Imprimerie Hazaël Labèque, 11, rue des Carmes.

www.ingramcontent.com/pod-product-compliance
Ingram Content Group UK Ltd.
Pitfield, Milton Keynes, MK11 3LW, UK
UKHW020226200726
13856UKWH00004B/1624

9 782011 907172